CONSIDÉRATIONS

SUR LES

ABCÈS DE LA GLANDE

VULVO-VAGINALE

PAR

Omer HUGUENIN,

Docteur en médecine de la Faculté de Paris,
Ex-chef de clinique laryngologique du Dr Cadier.

PARIS

A. PARENT, IMPRIMEUR DE LA FACULTÉ DE MÉDECINE

29-31. RUE MONSIEUR-LE-PRINCE, 29-31

1879

SUR LES

ABCÈS DE LA GLANDE

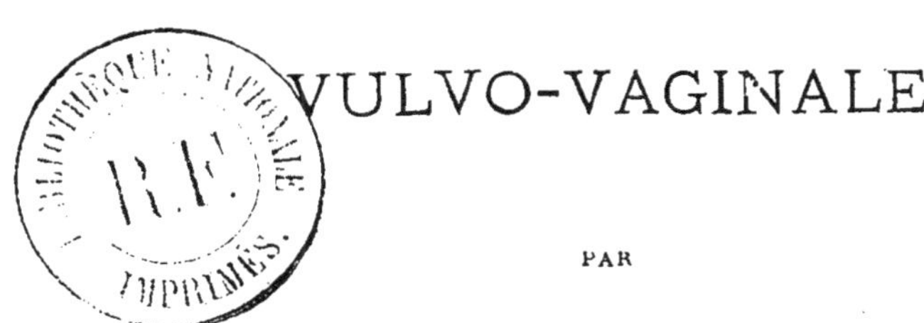

VULVO-VAGINALE

PAR

Omer HUGUENIN,

Docteur en médecine de la Faculté de Paris,
Ex-chef de clinique laryngologique du Dr Cadier.

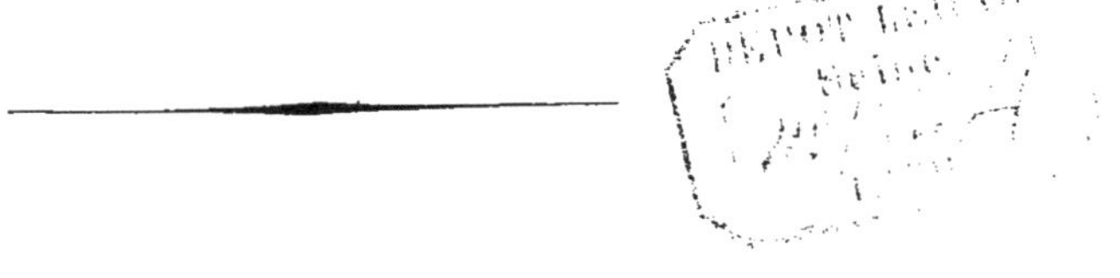

PARIS
A. PARENT, IMPRIMEUR DE LA FACULTE DE MÉDECINE
29-31, RUE MONSIEUR-LE-PRINCE, 29-31

1879

CONSIDÉRATIONS

SUR LES

ABCÈS DE LA GLANDE VULVO-VAGINALE

INTRODUCTION.

Désireux de ne point laisser inachevée notre instruction sur les maladies des femmes nous résolûmes dans les derniers temps de notre séjour à Paris de fréquenter quelques services spéciaux.

Parmi les affections qui sévissent en si grand nombre et si fréquemment sur l'appareil génital de la femme, une d'elles assez commune, l'abcès de la glande vulvo-vaginale nous a paru mériter quelque intérêt.

Certes, nous ne pouvons prétendre d'être des premiers à traiter l'affection qui nous occupe, notre historique en fait foi suffisamment.

Nous tâcherons tout au moins de rendre évidents quelques faits jusqu'ici restés dans l'ombre et aussi de discuter avec observations à l'appui plusieurs points envisagés d'une façon différente par les auteurs qui se sont occupés de la question.

Nous avons borné notre travail à l'étude des abcès de la glande vulvo-vaginale, laissant de côté les affections de son conduit excréteur et les diverses inflammations qui peuvent se montrer à la vulve. Nous avons du reste à dire quelques mots sur ces dernières dans la partie de notre travail où nous avons traité du diagnostic.

Le sujet que nous avons à étudier exclut tout plan original et nous fait suivre dans notre exposé une marche tout à fait classique.

Nous traiterons successivement de l'historique, de l'étiologie, des signes et du diagnostic de la question; nous attirerons alors l'attention sur quelques points à propos de la marche, du pronostic et du traitement. Nous citerons ensuite neuf observations qui viennent à l'appui des faits que nous avançons dans le corps de notre travail, lequel se termine par le résumé de nos conclusions.

L'insuffisance des cas nous force à rejeter hors de notre cadre le chapitre d'anatomie pathologique, heureux nos successeurs s'ils peuvent par de nouveaux faits combler cette lacune! Nous aurons, nous, la satisfaction d'avoir jeté quelque jour sur les autres points de la question.

Nous remercions M. le Dr Demoury, de l'intérêt

bienveillant qu'il nous a toujours témoigné, MM. Bruneau et Dérignac, internes distingués des hôpitaux, qui ont bien voulu faciliter nos recherches dans leurs services et n'ont cessé de nous prodiguer leurs excellents conseils.

HISTORIQUE.

La connaissance des glandes vulvo-vaginales remonte à une époque assez lointaine et il est vraiment digne de remarque qu'à côté de notions anatomiques exactes la pathologie des glandes qui nous occupent soit restée si longtemps méconnue.

Signalées d'abord par J. Duverney qui les étudia sur la vache, par Plazzoni et Spigel, des descriptions auxquelles on a peu ajouté nous ont été transmises par Bartholin, Morgagni, Cowper, Garengeot, Lamettrie, Hunter.

Malgré leurs [notions approfondies sur l'étude des glandes vulvo-vaginales, ces auteurs où leurs contemporains n'ont fait, pour ainsi dire, qu'effleurer le côté clinique.

Boerhaave, en effet, dit qu'il n'est pas rare de voir l'inflammation ou le virus vénérien s'étendre jusqu'aux lacunes des parois du vagin qui laissent alors couler un liquide purulent par leur ouverture ; Hunter parle d'abcès des corps folliculaires.

Ce sont là toutes les notions de pathologie trouvées

dans ces auteurs se rapportant à la question qui nous occupe.

Nous arrivons avec ce faible bagage jusqu'en 1840 ; à cette époque seulement nous voyons dans le travail de Robert la pathologie de ces glandes attirer quelque peu l'attention. Cet auteur confond l'hypersécrétion purulente des parois dilatées et enflammées de la cavité excrétoire de la glande avec l'inflammation simple d'un follicule muqueux ; ceci découle d'un passage inséré dans une observation prise à Lourcine en 1837.

Denis, en 1841, dans une lettre au rédacteur des Annales de la chirurgie pour le féliciter de l'analyse du travail de Robert, ne pense pas autrement que cet auteur.

Dans la Bibliothèque du médecin-praticien, 1843, à l'article Vulvite folliculaire, l'auteur méconnaît la glande et ses maladies ; il la regarde comme un simple follicule.

Au xixe siècle, Cloquet, Velpeau, Blondin disent quelques mots sur ces glandes ; Grimaud de Caux, Martin Saint-Ange dans leur Histoire de la génération, 1837, en traitent eux aussi, mais sans se perdre dans les détails.

Le travail de Tiedmann en Allemagne (1840) est plus complet.

A cette époque paraît dans la Revue médicale de 1840 (t. IV, p. 342) une étude de Boys de Loury sur les abcès et les kystes des grandes lèvres.

La description qu'en donne l'auteur est un peu diffuse, mais elle marque cependant dans l'historique qui nous mènera à la connaissance assez exacte de la question.

Velpeau en 1846 (Dictionnaire, t. XXX, article Vulve, Phlegmon et Abcès, p. 978) donne de la maladie une description symptomatique, étiologique et diagnostique tracée de main de maître, surtout considérée l'époque où elle parut. Mais il méconnaît absolument le siège de l'affection. Dans une clinique en effet publiée par lui dans la Gazette des hôpitaux (1856, n° 19), il nie l'inflammation de la glande dans les abcès vulvaires e nous ne pourrions mieux faire que de citer le passage qui a trait à ce point de pathologie. Dans cet opuscule, il est question de Huguier, dont l'article publié en 1846 va être cité tout à l'heure.

« Les abcès des grandes lèvres, dit Velpeau, ne sont pas des adénites, des inflammations de là glande vulvo-vaginale et je suis même porté à croire que la glande de Bartholin reste toujours étrangère à tout travail phlegmasique se développant sur les parties génitales externes de la femme. M. Huguier conseille au besoin l'excision de la glande ; mais à quoi bon, puisque les abcès de la vulve guérissent en général. »

Ici Velpeau est franchement en désaccord avec tous les auteurs qui se sont occupés de la question. L'anatomie pathologique, les causes de l'inflammation, l'issue du pus à travers un conduit que l'on peut cathétériser et suivant exactement le trajet du canal excréteur de la glande, la profondeur de l'abcès, sa situation, démontrent de la façon la plus évidente que la glande peut être le siège d'abcès.

A cette époque paraît un article de Barthez dans la Gazette hebdomadaire. Puis Huguier en 1846 (Mémoires de l'Académie de médecine, t. XV, p. 527, Maladies des appareils sécréteurs des organes génitaux externes de la femme) donne de la maladie une description à laquelle on ne saurait trop emprunter. Ce n'est à vrai dire qu'à partir de la publication de ce travail que l'on voit la pathologie des glandes vulvo-vaginales se dégager de l'obscurité, et surtout si à l'étude précédente on ajoute celle publiée par le même auteur dans les Annales des sciences naturelles (t. XIII, avril 1850).

En 1849 est édité le travail de Bolze (Zur path. des Bartbolonischen Drusen in prager Viertelzahr (p. 3).

Dans sa thèse des abcès des grandes lèvres et de la glande vulvo-vaginale (Paris, 1857, n° 168), Faguet donne de la maladie une description qui n'a que le tort de venir après le travail d'Huguier et celui de Velpeau.

Nous devons encore citer : Aubenas (thèse d'agrégation, chirurgie, Des tumeurs de la vulve. Strasbourg, 1860, p. 8) ; la thèse de M. E. Breton qui, grâce à son titre seul, mérite de figurer dans notre historique (thèse de Strasbourg, 1861, 2ᵉ série, n° 562. De la Bartholinite ou inflammation de la glande vulvo-vaginale).

« Les auteurs décrivent tous, dit Boyer, les abcès de la grande lèvre ; mais quand on en a vu, on s'aperçoit bientôt qu'ils sont loin d'avoir tous le même siège. »

Scanzoni, Richard n'ont dit que quelques mots du sujet qui nous occupe.

En 1864, le consciencieux mémoire de A. Guérin

(Maladies des organes génito-externes de la femme.
Paris, 1864. 15ᵉ leçon) est publié. Cet auteur a magis-
tralement traité cette question.

Mareschal (thèse de Paris, n° 5, 1873. Des abcès des
glandes vulvo-vaginales) démontre que l'ouverture de
l'abcès s'est faite parfois dans le canal excréteur. Dans
deux observat'ons, l'auteur constate, qu'après l'ouverture de la collection purulente, une ulcération de l'entrée de la vulve simule à s'y méprendre un chancre
simple; nous reviendrons sur cette particularité à propos du diagnostic. Cette même année, M. le professeur
Gosselin (clinique chirurgicale de la Charité. Paris,
1873, t. II, 79ᵉ leçon, p, 463) indique nettement et en
peu de mots l'étiologie, le siège et le traitement de l'affection.

M. le professeur Richet, dans son traité pratique d'anatomie médico-chirurgicale (Paris, 1873, 14ᵉ édition,
p. 534), décrit la glande, y place le siège des kystes
qui affectent la région, mais ne s'avance pas plus avant
dans le sujet qui nous occupe.

Quelques classiques enfin, Jamain, Courty, de Sinéty,
ont traité de la Bartholinite mais d'une façon succincte,
sans rien ajouter aux travaux de leurs devanciers.

ETIOLOGIE

Disons de suite que l'abcès de la glande vulvo-vaginale est une affection assez fréquente; fréquente si on

la considère en elle-même et si on la compare aux autres abcès qui peuvent occuper la grande lèvre. L'étude des causes rend suffisamment compte de cette fréquence signalée en 1873 par M. le professeur Gosselin (p. 463), dans le travail que nos avons déjà cité.

Les abcès de la glande vulvo-vaginale peuvent survenir sous l'influence d'une multitude de causes, mais les plus importantes, celles que l'on trouve indiquées à chaque instant par tous les auteurs qui se sont spécialement occupés des maladies des femmes, celles que nous avons surtout observées et consignées dans nos recherches, sont : la vaginite blennorrhagique, la vulvite et le traumatisme sexuel. A propos de la vulvite et de la blennorrhagie comme causes de l'abcès des glandes vulvo-vaginales, nous ne saurions mieux faire que de citer un passage de M. le professeur Gosselin. « Je ne prétends pas, dit-il, que cette origine soit constatée, j'ai même vu des femmes qui avaient un abcès de la grande lèvre sans blennorrhagie concomitante, je dis seulement que cette cause est fréquente et j'en tire cette conclusion pratique : « Lorsque vous aurez traité une « femme d'un abcès de ce genre et que l'état des parties « vous permettra les explorations, cherchez ultérieure- « ment, s'il y a une uréthrite, et examinez le vagin avec « le spéculum ».

Huguier, Velpeau, Vidal de Cassis (Pathologie externe, 1846, t. V, p. 561), A. Guérin, admettent la propagation de l'inflammation de la muqueuse vaginale aux canaux excréteurs de la glande ; puis de là au parenchyme glandulaire lui-même : c'est une inflammation par continuité. Peut-être faut-il faire jouer un rôle spécial aux qualités virulentes du pus blennorrhagique? Quoi qu'il en soit, il ne nous a été donné que bien rarement de trouver la muqueuse vaginale saine chez les femmes atteintes d'abcès d'une des glandes vulvo-vaginales; les observations I, II, III, VII et VIII en font foi. Notons cependant que dans l'observation VI, la muqueuse vaginale était saine et que l'abcès paraît s'être produit sous une autre influence. Enfin l'uréthrite semble aussi agir, mais d'une façon moins nocive, que la vaginite, dans la production des abcès de la glande vulvo-vaginale.

Huguier (Mémoire sur les appareils des organes génitaux externes de la femme, 1846, |p. 613) fait remarquer que l'abcès du conduit excréteur de la glande précède souvent les abcès de la glande elle-même, et qu'ils constituent une sorte de prédisposition à ces abcès.

De Sinéty (Manuel pratique de gynécologie et de maladies des femmes. Paris, 1879, p. 50) expose la même opinion.

Enfin notons qu'un premier abcès en appelle d'autres; c'est ce que nous voyons dans les deux remarquables observations IV et VI qui nous ont été communiquées par M. Bruneau, interne à l'hôpital de Lourcine. Dans l'une, la malade a présenté quatre abcès successifs de la même glande vulvo-vaginale; dans l'autre, trois abcès portant également sur la même glande.

Le traumatisme sexuel est également une cause puissante d'inflammation et agit d'une façon d'autant plus puissante qu'il coïncide souvent avec une vaginite ou

une uréthrite blennorrhagique : c'est ce que l'on observe surtout chez les filles publiques. Les excès de coït,
une *disproportion* trop grande entre les organes génitaux de l'homme et de la femme (Velpeau, p. 979, Dict.
en 30 vol.), le début des rapports sexuels, d'où la fréquence de ces abcès chez les nouvelles mariées (Velpeau), sont autant de variétés de traumatisme. Enfin
des tentatives de viol peuvent aussi donner lieu à des
abcès de la glande vulvo-vaginale, comme le démontre
l'observation VIII.

Velpeau (Dict, en 30 vol.) attribue quelques-uns de
ces abcès à une introduction brutale du spéculum.

Huguier invoque à son tour, mais comme facteur
secondaire, les professions pénibles qui nécessitent une
marche ou une station prolongée.

L'âge joue un rôle important dans la production des
abcès. Presque toutes nos observations ont porté sur des
malades qui avaient de 18 à 20 ans. Nous devons considérer comme un fait exceptionnel l'observation V,
dont la malade a 32 ans. C'est dans la période la plus
active de la vie sexuelle que les abcès de la glande vulvo-
vaginale ont leur maximum de fréquence. Velpeau (Dict.
en 30 vol.), cite l'observation d'une femme qui fut atteinte à 45 ans d'abcès vulvo-vaginal, [et encore fait-il
remarquer que le fait est survenu à la suite d'excès de
coït, résultant d'une longue abstention. Inutile de dire
que ces abcès sont plus fréquents chez les prostituées
que dans toute autre classe de la société.

En comparant les observations relatées dans les auteurs avec celles que nous avons produites, nous sommes

arrivé à cette conclusion, que la grossesse était presque
un préservatif contre les abcès de la glande vulvo-
vaginale. 7 de nos observations portent sur des nullipares. Sur une statistique de 103 cas observés par Huguier (loc. cit., p. 611), 7 seulement s'appliquent à des
femmes ayant eu des enfants. Du reste, cet auteur, sur
l'autorité duquel on ne saurait trop s'appuyer, s'exprime
en ces termes : « La grossesse nous a paru causer plus
souvent l'irritation et l'inflammation des follicules muqueux isolés que celle de la glande vulvo-vaginale. »
C'est sans doute à la laxité que laisse souvent la grossesse dans les organes génitaux, laxité permettant des
rapports plus faciles, qu'il faut attribuer son influence
favorable.

L'action des diathèses sur les abcès de la glande
vulvo-vaginale a été admise par beaucoup d'auteurs;
sans vouloir nier absolument que les abcès se produisent
de préférence chez les femmes blondes et lymphatiques,
nous ne croyons pouvoir accepter qu'avec une certaine
réserve, « le vice dartreux, la répercussion de l'une
des maladies chroniques de la peau » signalés par Huguier. Nous croyons à l'action des causes locales, entre
autres à la malpropreté qui se rencontre chez bon nombre de malades, ou il faut admettre avec plusieurs
auteurs que la diathèse herpétique agit sur les glandes
vulvo-vaginales par les éruptions elles-mêmes qu'elle
produit à la vulve.

Pour quelle cause l'inflammation siège-t-elle de préférence sur la grande lèvre gauche? Beaucoup d'au-

teurs, Velpeau, Scanzoni, de Sinéty, Jamain, se bornent à le constater sans en chercher l'explication.

Huguier (page 613) explique cette élection par la gêne de la circulation du membre inférieur gauche due au croisement des vaisseaux iliaques, explication déjà donnée pour les varices. Sans vouloir récuser cette opinion, nous pensons que certaines positions dans les rapprochement sexuels contribuent également à la fréquence de ces abcès. Un interrogatoire attentif d'un certain nombre de malades nous l'a plus d'une fois prouvé. Et du reste l'autorité de M. le D\u1d63 Martineau, dont nous avons suivi les cliniques, vient à l'appui de notre opinion.

SYMPTOMATOLOGIE.

Huguier divise les abcès des glandes vulvo-vaginales en deux catégories : abcès granuleux et abcès parenchymateux. Presque tout son travail porte sur les derniers et il ne consacre que deux pages aux abcès granuleux. Nous nous réservons de discuter la réalité de ces abcès granuleux à la fin de ce travail, en nous appuyant sur bon nombre d'auteurs et sur nos observations personnelles.

La symptomatologie des abcès de la glande vulvovaginale se divise nettement en trois périodes :

1° Période d'inflammation ;

2° Période de suppuration ;

3° Période de guérison complète ou incomplète.

1° *Période d'inflammation*. — Les phénomènes qui caractérisent cette période échappent souvent à l'observateur. La plupart des malades entrent à l'hôpital quand l'abcès est déjà formé ou même après qu'il s'est ouvert spontanément, comme le démontre notre observation VII.

Velpeau (Dict. en 30 vol.) attribue les difficultés qui surgissent dans l'observation de cette première période et la rareté des documents, en premier lieu, à la marche rapide de l'affection qui passe vite à la période de suppuration ; en second lieu, è la fausse honte des malades qui ne se décident à consulter que lorsqu'elles y sont absolument contrainte. Toutefois, en nous appuyant sur Huguier, Velpeau, A. Guérin et en comparant leurs travaux avec les quelques études qui nous sont personnelles, nous espérons pouvoir esquisser une symptomatologie de la période inflammatoire.

En général l'abcès débute par une sensation de pesanteur sur la grande lèvre ; il y a de la tension, la malade se sent moins libre dans la marche. La douleur est plus vive au début, et presque toutes les malades, comme le démontrent les observations, continuent à se livrer à leurs travaux.

Quand il existe une vaginite concomitante et une uréthrite, la malade éprouve des cuissons en urinant et il s'écoule du vagin un muco-pus verdâtre. Les phénomènes généraux n'ont qu'une faible intensité et parfois même peuvent manquer à cette période.

L'examen des organes génitaux permet de reconnaître que la grande lèvre du côté malade est un peu

tuméfiée à sa partie inférieure, qu'elle est plus chaude
que celle du côté opposé, que la peau est souvent rosée,
comme le démontre l'observation VIII, et qu'il existe là
un peu de lymphangite. Nous n'avons pas trouvé d'en-
gorgement ganglionnaire dans les aines à cette période, mais nous l'avons plusieurs fois nettement constatée à la période de suppuration.

Si maintenant, écartant les grandes lèvres, nous ex-
plorons les régions de la glande, nous y trouverons un
certain nombre de symptômes qui ne laisseront point
de doute au diagnostic.

Qu'il nous soit permis d'indiquer la manière de pro-
céder à cet examen ; nous prenons Velpeau pour guide
(Dict. en 30 vol.) : « Il faut introduire l'index dans le
vagin, le pouce en dehors, afin de ramener, en les pin-
çant un peu, tous les tissus en dehors, comme pour les
avoir mieux sous les yeux ; avec un doigt de l'autre
main, on voit si la tumeur est fluctuante on non.

A la période inflammatoire on constate en général
de la rougeur de la muqueuse qui recouvre la face interne de la grande lèvre. Cette rubéfaction est la plupart du temps très intense au niveau des caroncules
myrtiformes dans le point où siège l'orifice excréteur
de la glande ; il n'est pas rare qu'en pressant on fasse
sortir une goutte de pus ; mais nous devons avouer que
dans bon nombre de cas nous n'avons pu trouver l'orifice du canal excréteur, soit que les parties fussent trop
tuméfiées, soit que la douleur nous empêchât de prolonger cette recherche peu utile.

Par le palper pratiqué avec l'index, on reconnaît à la

partie inférieure de la face interne de la grande lèvre
une masse dure, lobulée, du volume d'une noisette. Si
légèrement on comprime cette masse, la malade ressent une douleur assez vive. Dans d'autres cas la collection est moins limitée et le tissu cellulaire voisin
semble être pris en même temps que la glande. Quoi
qu'il en soit, après un temps variable, mais qui, suivant la plupart des auteurs, ne dépasse jamais quatre
ou cinq jours, le pus se forme. Pour Velpeau, et nos
observations confirment son opinion, l'affection ne se
terminerait jamais par la résolution, la glande enflammée suppurerait fatalement.

2° *Période de suppuration.* — Cette période de l'évolution des abcès de la glande vulvo-vaginale est assurément celle qui a été le mieux décrite par les auteurs.
L'intensité des symptômes locaux et généraux, la net-
teté avec laquelle ils se dégagent, la facilité du diagnostic en sont la cause.

Nous insisterons particulièrement sur quelques signes
qui nous paraissent avoir été laissés dans l'ombre et
que nos observations personnelles nous ont permis d'é-
tudier. Au moment de la formation du pus les symptômes fonctionnels locaux prennent une intensité qu'ils
n'avaient pas eue jusque-là. La douleur devient beaucoup plus vive; au lieu de se caractériser par une
simple pesanteur, comme au début, elle se manifeste
par des élancements assez vifs qui forcent la malade à
s'arrêter. Il y a souvent dans la grande lèvre une seu-

sation de battements. La douleur ne reste pas localisée à la partie atteinte, elle s'irradie dans les parties voisines, vers la vessie et le rectum. Les malades se plaignent souvent d'envies fréquentes d'uriner ; la défécation est douloureuse, la constipation n'est pas rare. Le fait est noté dans l'observation III ; la malade n'avait pas été à la selle depuis quatre jours.

Enfin Huguier (p. 674) signale dans certains cas une douleur qui descend vers la fesse en suivant le rameau cutané du nerf fessier inférieur.

Quand l'abcès est arrivé à son maximum de développement, quand il atteint le volume signalé dans l'observation IV, la marche est fort douloureuse. Les malades ont dans leur façon de progresser une attitude spéciale que nous avons souvent remarquée à l'hôpital de Lourcine. Elle permettait même de faire le diagnostic à simple vue : les malades s'avancent légèrement courbées, les jambes fortement écartées et déjettent les pieds en dehors. Nous ne saurions trop insister sur ce symptôme qui nous paraît avoir été négligé. La position assise, comme le fait remarquer Huguier dans son Mémoire, est encore plus intolérable que la marche pour bon nombre de malades. Quelques-unes peuvent s'asseoir en prenant un point d'appui sur le bord antérieur du siège, les jambes écartées, le corps reposant sur les ischions. La douleur que détermine le rapprochement des jambes est telle qu'elle fait jeter les hauts cris aux malades. Au moment de la formation du pus se présentent les symptômes généraux qui, sans acquérir une gravité considérable, ne doivent pas cependant être négligés. Les observations I, III, IV, montrent que la production du pus s'est accompagnée de frissons, de fièvre survenant surtout le soir, et concurremment quelques phénomènes d'embarras gastrique qui se sont présentés avec leur maximum d'intensité dans l'observation IV ; la malade eut des vomissements. La langue est souvent recouverte d'un enduit blanchâtre, l'inappétence est notable, et la constipation est habituelle. Gardons-nous cependant de regarder comme constants ces phénomènes généraux, ils ont absolument manqué dans l'observation VIII; la malade n'est entrée à l'hôpital qu'après l'ouverture de son abcès, sans avoir cessé un seul instant son pénible métier de cuisinière et sans avoir présenté les moindres symptômes d'embarras gastrique.

L'examen des parties génitales de la femme, à cette période, est des plus intéressants et des plus instructifs. Quand la tumeur est très volumineuse, comme dans les observations I et IV, elle se loge entre les deux grandes lèvres en les repoussant et ferme entièrement l'entrée du vagin. Dans les observations I et IV, elle atteignit le volume d'un œuf de poule et se présenta sous la forme d'une masse hémisphérique, rouge ecchymotique, surajoutée en quelque sorte à la face interne de la grande lèvre malade. Cette masse est fluctuante; dans les cas où l'abcès est très tendu, la fluctuation est difficile à percevoir. On comprend combien la miction doit être gênée par une pareille masse au devant du vagin. La tuméfaction gagne souvent la face externe de la grande lèvre qui s'œdématie par suite de la gêne

de la circulation ou par propagation de l'inflammation.
Enfin la petite lèvre elle-même, du côté où siège l'abcès,
peut augmenter de volume. Dans l'observation I il est
dit que la petite lèvre du côté de l'abcès est gonflée,
rouge, œdématiée, au point d'avoir quatre ou cinq fois
le volume de celle du côté opposé. Mais nous devons
ajouter que ce gonflement disparaît rapidement après
l'ouverture de l'abcès. L'abcès n'est pas toujours aussi
volumineux, les symptômes n'ont pas toujours l'intensité si considérable que nous avons signalée. Dans nos
autres observations l'abcès a le volume d'une noix ou
d'une noisette, et dans ce cas il est rare que la grande
et la petite lèvre prennent part à la tuméfaction.

Il est un autre phénomène que nous avons observé
dans les abcès de la glande vulvo-vaginale et que nous
croyons devoir indiquer : c'est l'adénite du côté malade. Nous regrettons beaucoup d'être sur ce point en
contradiction avec un maître éminent, A. Guérin, qui
dit : « n'avoir jamais observé d'adénite inguinale à la
suite d'abcès de la glande vulvo-vaginale (maladie des
organes génitaux externes de la fémme). » Sans vouloir
entrer dans une discussion théorique à ce sujet, nous
dirons seulement que l'adénite est signalée dans trois
denos observations (I, VI, VIII). Il s'agit là d'une adénite inguinale subaiguë, caractérisée par une certaine
tension dans l'aine plutôt que par de la douleur. Les
ganglions du côté malade sont plus durs et plus volumineux que ceux du côté opposé. Nous n'avons jamais
observé d'adénite aiguë suppurée, et nos recherches

nous permettent de croire qu'elle n'a point été signalée par les auteurs.

3° *Période de guérison complète ou incomplète.* — L'abcès formé s'ouvre spontanément ou par intervention chirurgicale, Velpeau signale en outre la terminaison par gangrène.

L'ouverture spontanée de l'abcès est chose assez fréquente, nous la trouvons nettement signalée dans trois de nos observations (V, VI, VII). C'est ordinairement à la suite d'un effort, d'un faux mouvement produisant le rapprochement des cuisses et la compression de la poche, que l'abcès s'ouvre. La malade se sent subitement mouillée par le pus qui s'écoule et éprouve un grand soulagement. La douleur, le sentiment de tension, la gêne de la miction signalés plus haut disparaissent; la marche devient plus facile. Les mêmes résultats sont obtenus par l'intervention chirurgicale. Un des points sur lesquels il nous paraît utile d'insister est l'étude du pus qui sort de l'abcès. Il est rare que ce pus soit franchement phlegmoneux. Dans presque toutes nos observations (II, III, IV et VII) le pus était mêlé au sang. Les qualifications de pus rougeâtre, brun rougeâtre lui sont appliquées. Ces caractères du pus nous montrent bien le rôle que le traumatisme joue dans la production des abcès. Du reste, l'examen au microscope fait à plusieurs reprises, à l'hôpital de Lourcine, nous a fait voir au milieu de leucocytes une grande quantité de globules sanguins ratatinés et déformés. Dans l'observation VI, le pus était épars et de consistance butyreuse. Nous regrettons que l'examen microscopique n'en n'ait pas été fait. Enfin dans l'observation V, où l'on peut supposer que l'altération des glandes était peut-être de nature tuberculeuse, vu l'état des poumons, les antécédents de la malade, le pus était mal lié, séreux.

Dans les deux observations III et IV la fétidité du pus est signalée; or, les auteurs sont en désaccord sur ce point. Tandis que Huguier, A. Guérin donnent comme bon signe de diagnostic l'absence d'odeur du pus, de Sinéty dit que « dans les abcès de la glande vulvo-vaginale le pus est assez souvent fétide. »

Quand les abcès s'ouvrent spontanément, leur point d'ouverture se fait à la face interne de la grande lèvre au niveau de son tiers inférieur. Il est fort rare que les abcès produisent des décollements et que le pus fuse dans les parties voisines ; au moins ne l'avons-nous jamais observé. Nous n'avons également jamais constaté la terminaison par gangrène, que Velpeau (Dict. en 30 vol.) croit assez fréquente.

Enfin quelques auteurs admettent que l'inflammation de la glande vulvo-vaginale peut se terminer par induration, sans avoir passé par la période de suppuration. Or, ces auteurs paraissent, selon Velpeau, avoir observé les faits d'une façon insuffisante. Dans les abcès à marche lente, la glande reste longtemps indurée et, après un temps variable, finit par suppurer. « Un foyer, après avoir cessé d'être douloureux, après être resté un mois stationnaire, se mit à croître de nou-

veau et se termina enfin par un abcès *bien* large (Dict.
en 30 vol., art. Vulvo-vaginale, p. 981). Quand l'abcès
s'est ouvert spontanément la poche peut se vider et se
remplir à plusieurs reprises, l'orifice même peut se
fermer et un nouvel abcès apparaître ; d'autres fois, le
pus évacué, la poche diminue, il reste une fistule qui
finit par se fermer ; mais, dans ce cas, la guérison est
beaucoup moins sûre que lorsque l'abcès a été ouvert
au bistouri et la terminaison moins rapide. Dans ce
dernier cas, de la poche de l'abcès s'écoule, pendant
deux ou trois jours, un liquide purulent qui ne tarde
pas à devenir séreux ; puis la fistule se ferme après un
temps plus ou moins long. Il est un point sur lequel
nous voulons appeler l'attention, c'est sur l'induration
consécutive à ces abcès, induration signalée dans presque toutes nos observations et qui persiste des mois en-
tiers près l'ouverture de l'abcès ; de sorte que nous ne
savons si les malades peuvent se dire entièrement guéries. Cette induration nous paraît jouer un rôle considérable au point de vue de la récidive des abcès. Il
nous est impossible de dire quelle est sa nature au
point de vue anatomo-pathologique : s'agit-il d'une
hypertrophie des éléments de la glande? Faut-il, au
contraire, mettre en cause le tissu cellulaire voisin,
qui serait hyperplasié? Faut-il admettre simultanément
ces deux hypothèses?

Enfin dans certains cas l'ouverture spontanée ou
artificielle de l'abcès laisse une cicatrice que l'on pourrait confondre avec la cicatrice d'un chancre.

« Lorsque l'abcès s'est ouvert spontanément il laisse

quelquefois une véritable destruction, à bords taillés à pic et décollés, mesurant une étendue d'une pièce de 1 à 2 francs. Cette ulcération venant d'une destruction gangréneuse simule à s'y méprendre un chancre simple. Dans 3 cas l'analogie était telle que pour en avoir le cœur net j'ai fait l'inoculation, laquelle n'a pas réussi. » (Fournier, communication orale, thèse de Maréchal, 1873.)

En terminant cette symptomatologie nous devons dire quelques mots des abcès granuleux de la glande vulvo-vaginale. Pour Huguier, qui a créé cette catégorie, le pus se formerait dans les lobules de la glande, tandis que les abcès ordinaires occuperaient le tissu interlobulaire. Nous ne croyons pas qu'il existe encore aujourd'hui d'examen anatomo-pathologique ou histologique fait sur les glandes vulvo-vaginales, qui permette d'affirmer catégoriquement le siège précis des abcès. Malgré la haute compétence et l'autorité de Huguier en la matière, nous n'hésitons pas à dire que sa division est artificielle ; la meilleure preuve que nous puissions en donner, c'est que les auteurs qui se sont occupés de la question postérieurement à lui ont laissé de côté cette division.

Il en est ainsi au moins pour Velpeau, Guérin, Scanzoni, de Sinéty. Si nous voulons exprimer notre opinion personnelle, quelque peu d'importance qu'elle puisse avoir, nous dirons que tous les éléments de la glande vulvo-vaginale, les culs-de-sac glandulaires, le tissu glandulaire inter et péri-glandulaire sont intéressés dans les abcès que nous avons décrits, et il nous semble bien difficile qu'il en soit autrement.

MARCHE ET DURÉE.

La connaissance de la marche des abcès de la glande vulvo-vaginale est un des points les plus importants de leur étude. A. Guérin, dans son excellent ouvrage, a beaucoup insisté sur leur allure essentiellement récidivante d'où leur nom d'*abcès à répétition* qu'il leur a donné. Trois de nos observations (I, IV, VI) confirment cette façon de penser. L'observation IV qui nous a été communiquée par M. Bruneau, interne à l'hôpital de Lourcine, est assurément la plus remarquable; il s'agit d'une malade qui en moins d'un an eut quatre abcès successifs portant sur la même glande.

Dans certains cas, ces abcès se comportent d'une autre manière; nous voyons dans les observations II et V les deux glandes se prendre l'une après l'autre; quand l'abcès est guéri d'un côté, il s'en forme un autre du côté opposé : c'est une véritable *bartholinite alternante*. Dans d'autres cas l'inflammation de la glande vulvo-vaginale prend les allures et la rapidité d'une inflammation phlegmoneuse aiguë à marche rapide. C'est ce que nous trouvons dans l'observation I.

Pour ne rien oublier, signalons ces cas à marche torpide indiqués par Velpeau, caractérisés au début par une induration de la glande et n'aboutissant qu'après un long temps à la suppuration.

La durée des abcès est assez variable; si nous collationnons nos observations, nous voyons que les malades n'ont guère séjourné plus de quinze jours à trois semaines à l'hôpital, mais que presque toutes sont sorties avec une induration, germe de nouvelles récidives. Faut-il les considérer comme guéries? Enfin dans les cas indiqués par Velpeau, l'abcès peut durer un mois, un mois et demi. Dans l'observation I au contraire, la malade quitta l'hôpital au bout de huit jours et sans qu'il restât trace de l'abcès.

DIAGNOSTIC.

Le diagnostic des abcès de la glande vulvo-vaginale doit être fait en premier lieu avec les abcès du conduit de la glande elle-même. Les symptômes fonctionnels sont assez différents dans les deux cas et il est rare de constater des symptômes généraux dans les abcès du conduit. Huguier, qui cependant consacre à cette variété une longue monographie, n'en fait pas mention. Les symptômes locaux sont beaucoup moins accusés, la douleur est moins vive, la marche moins gênée ; de plus, la tumeur n'acquiert jamais le volume qu'on lui voit prendre dans les abcès de la glande elle-même. Qu'il nous soit permis d'attirer l'attention sur un phénomène important qui résout la plupart des difficultés du diagnostic ; quand dans les abcès du conduit le pus est formé, la tumeur prend en général le volume d'une amande.

En pressant cette tumeur on peut la vider par le canal excréteur, et s'il arrivait que la tumeur ne se vidât pas, on pourrait pratiquer le cathéterisme du canal, et ce moyen combiné avec la pression permettrait d'évacuer le pus. Or, ce fait ne se produit pas dans le cas d'abcès de la glande elle-même, surtout dans les abcès volumineux dont nous avons parlé. C'était en vain que l'on cherchait l'orifice du canal excréteur effacé qu'il était par la tuméfaction des parties.

Les abcès du canal excréteur étant éliminés, nous devons dire d'une façon générale que le diagnostic des abcès de la glande d'avec les autres affections vulvaires est assez facile. On ne saurait les confondre avec l'inflammation des follicules sébacés de la grande lèvre ou les furoncles de la même région ; la forme acuminée de la tumeur, sa position superficielle, le plus souvent sa petite dimension ne permettraient aucune hésitation. Les abcès phlegmoneux du tissu cellulaire des grandes lèvres seront distingués par la rapidité de leur extension et surtout par leurs limites peu marquées. Toutefois, ajoutons avec le professeur Gosselin que « dans certains cas le diagnostic peut être très hésitant. » Le thrombus de la grande lèvre, si l'étiologie ne permettait pas de le reconnaître, serait dénoncé par la couleur des tissus, siège d'une infiltration sanguine plus ou moins considérable.

Quant à la folliculite vulvaire, nous ne croyons pas qu'un observateur un peu attentif puisse la prendre pour un abcès de la glande ; les nombreux boutons qui la caractérisent, leur volume peu considérable, leur siège sur la face externe des grandes lèvres, tout concourt à distinguer nettement cette affection.

Sous l'influence d'un chancre induré, la grande lèvre se gonfle, s'œdématie, prend souvent par sa face externe une coloration rosée ; tel est aussi l'aspect de la grande lèvre dans les abcès de la glande vulvo-vaginale. Aussi au début un observateur non prévenu pourrait croire à un chancre syphilitique et ayant laissé comme lésion caractéristique l'œdème de la grande lèvre. Si la malade est examinée avec un peu de soin, le doigt porté sur le plancher vulvaire fera nettement reconnaître une induration de la glande vulvo-vaginale.

Les kystes de la glande ou de son canal ne peuvent induire en erreur quand ils se présentent à l'état normal ; mais si sous l'influence d'une irritation fréquente en cette région le kyste s'enflamme, le diagnostic devient fort difficile et souvent impossible. On sait en effet que Huguier, Velpeau, A. Guérin signalent comme une des causes des abcès de la glande vulvo-vaginale l'inflammation de ces kystes. Les commémoratifs pourront un peu aider le chirurgien.

Huguier insiste beaucoup sur le diagnostic des abcès péri-anaux, des abcès stercoro-vulvaires et pré-rectaux vulvaires. Ces abcès se produisent soit à la suite de fistule anale, soit spontanément sans cause apparente et siégent dans le tissu cellulaire qui sépare le vagin du rectum. Il est donc bien rare que des fistules, des hémorrhoïdes, des rhagades ne coïncident pas avec ces abcès. Dans tous les cas, ils sont caractérisés par leur situation plus déclive que les abcès de la glande

vulvo--vaginale et sont en général moins nettement li-
mités.

Enfin Huguier indique comme bon signe de diagno-
tic la fétidité du pus constante dans ces abcès, tandis
qu'elle est rare dans les abcès de la glande vulvo-vaginale. Toutefois ce signe ne peut être considéré comme
absolu, puisque dans deux de nos observations la fétidité du pus des abcès de la glande vulvo-vaginale a été
constatée.

Le toucher rectal donnera d'excellents renseigne-
ments, surtout si après l'ouverture de l'abcès, introdui-
sant un stylet dans la poche, on le dirige vers la partie
inférieure. Le doigt placé dans le rectum reconnaîtra la
pointe du stylet [dont il ne sera séparé que par une faible épaisseur de tissu. Or, ce fait n'arrive jamais dans
les abcès de la glande vulvo-vaginale, l'introduction
d'un stylet dans la poche de l'abcès ne conduit pas sur
un point aussi déclive.

Courty indique également le diagnostic des abcès
ossifluents aboutissant à la région ano-vulvaire. La collection purulente dans ce cas venue d'un point assez
éloigné aura été précédée ou sera accompagnée d'un
certain nombre d'autres symptômes qu'un chirurgien
éclairé reconnaîtra aisément.

Les abcès de la glande vulvo-vaginale peuvent à une
certaine période de leur évolution être confondus avec
des chancres. Quand ces abcès s'ouvrent spontanément
ils laissent souvent une ouverture cratériforme, res-
semblant à s'y méprendre à un chancre simple. M. le
Dr Fournier a signalé le fait et nous avons reproduit

plus haut son importante communication. Dans ce cas, l'inoculation juge la difficulté. On pourrait encore confondre la cicatrice que laissent après eux un chancre mou ou induré avec les cicatrices des abcès de la glande vulvo-vaginale ; dans ce cas, un examen attentif et général de la malade éclairera l'observateur et l'empêchera de diagnostiquer la syphilis sur la simple présence à la vulve d'une induration cicatricielle.

PRONOSTIC.

Les réflexions que nous a suggérées l'étude des abcès de la glande vulvo-vaginale nous obligent à conclure à un pronostic le plus souvent bénin, mais pouvant, par suite des terminaisons de la maladie, acquérir une certaine gravité.

Par les récidives si fréquentes (observation IV) la marche est entravée, il faut un repos absolu au lit pour que la malade puisse arriver à la guérison.

L'observation II nous fait croire que le pronostic sera parfois réservé. En effet, l'inflammation occupa successivement, sans cause appréciable, l'une et l'autre glande. Pourrait-on penser à une ressemblance, dans ce cas, à l'affection que Ricord désigne sous le nom d'*orchite à bascule?* Nous ne nous permettons pas de trancher cette question,

La terminaison par résolution nous a semblé problématique, il est vrai que nous ne l'avons jamais observée.

La richesse vasculaire de cette région, l'état congestif que déterminent les organes génitaux internes viennent à l'appui de notre appréciation. « On aurait peine, dit Velpeau, à trouver une observation de terminaison par résolution (page 980). » Il nous a semblé que dans la terminaison par gangrène, signalée comme fréquente par Velpeau, on pourrait craindre une diminution du diamètre de l'orifice vulvaire, si la lésion était assez large, diminution capable d'entraver les fonctions physiologiques; mais, nous devons le dire, ce n'est qu'une simple hypothèse que nous formulons, n'ayant pas eu l'occasion d'observer cette variété de terminaison.

La persistance d'un noyau induré, longtemps après la cicatrisation, devient, si la malade ne sait se contenir, le point de départ d'une nouvelle inflammation de la glande. La terminaison par fistules du côté du rectum ou du canal de l'urèthre (Vidal, Huguier) déterminerait, cela va sans le dire, de sérieux inconvénients. On doit croire à la rareté de cette terminaison que nous n'avons trouvée que dans ces deux auteurs.

Qu'il nous soit permis de signaler encore l'observation n° V. La malade tuberculeuse est atteinte successiment d'inflammation des deux glandes. Le pus est séro-purulent puis séreux, la guérison n'est que tardive. Existerait-il une tuberculose de la glande vaginale analogue à la tuberculose prostatique? Ce serait encore un motif pour que le chirurgien se tînt dans une prudente réserve au point de vue du pronostic,

En somme, les abcès de la glande vulvo-vaginale peuvent déterminer d'assez sérieux inconvénients. Malgré la continence la plus absolue, il est des malades qui voient cette affection récidiver si fréquemment qu'elles la considèrent comme une véritable infirmité.

TRAITEMENT.

Le traitement de l'abcès de la glande vulvo-vaginale présente des indications différentes : l'intervention chirurgicale ou les antiphlogistiques selon que la fluctuation est évidente ou que le pus n'est pas encore formé. Telles sont, en effet, les deux indications thérapeutiques formulées par les auteurs. Bien que nous pensions impossible la terminaison par résolution pour les raisons énumérés au pronostic, il est certain cependant que le traitement antiphlogistique pourra diminuer de beaucoup la douleur et serait impuissant à exaspérer les symptômes inflammatoires. C'est surtout au début que l'application de sangsues peut rendre quelques services ; il faudra bien éviter de les placer sur la poche. Ici, en effet, leur présence serait douloureuse et n'amènerait pas de résultat meilleur qu'en les plaçant dans les régions que nous allons signaler tout à l'heure. Enfin, les lymphatiques étant sur la grande lèvre très nombreux, leur piqûre pourrait peut-être avoir un retentissement sur les ganglions inguinaux.

Velpeau conseille d'appliquer les sangsues au périnée ou bien entre la grande lèvre et la cuisse dans le repli génito-crural. C'est là une pratique sage et que nous approuvons pleinement. Les cataplasmes de farine de lin joueront encore un certain rôle dans le traitement des abcès qui nous occupent et devront être maintenus jour et nuit,

Mais il est à côté d'eux trois grands moyens que nous avons jusqu'ici passés sous silence, ceci pour en faire mieux maintenant ressortir l'importance, ce sont : le repos absolu et dans le décubitus dorsal, les jambes écartées reposant sur le plan du lit dans la demi-flexion avec abduction et rotation en dehors; et enfin, les bains et les injections.

Le repos devra être pratiqué comme nous venons de l'indiquer et pendant toute la durée de la maladie jusqu'à guérison complète. Les bains devront être administrés un chaque jour, prolongé pendant une heure environ. Nous insistons sur ce fait que la température du bain ne doit pas être trop élevée, à peine 18 ou 19° centigrades ; avec une température plus élevée on augmenterait plutôt l'intensité des phénomènes inflammatoires. Donnés de cette manière, les bains agissent vraiment comme antiphlogistiques, ils ont, avec les injections que nous allons signaler, l'avantage de déterger la vulve de tous les produits de sécrétion, à ce moment accrus et altérés, agissant dès lors comme irritants sur la muqueuse vulvaire enflammée. Les injections devront être pratiquées avec des eaux émollientes, guimauve, etc., surtout dans les cas où les bains seraient impossibles.

Souvent la canule ne pourra être introduite à travers l'orifice vulvaire rétréci par la proéminence de l'abcès, mais dans ces cas, la canule même restant en dehors,

le jet dirigé sur la fente vulvaire abstergera celle-ci et
la débarrassera tout au moins des produits irritants que
nous venons de signaler. Ce moyen aurait, dans tous
les cas, de beaucoup diminué la douleur. Cette médi-
cation, nous le répétons, aura été le plus souvent im-
puissante à empêcher la suppuration ; alors doit inter-
venir le chirurgien si le pus ne s'est déjà spontanément
fait jour au dehors. Disons, avant d'aborder le sujet,
que le chirurgien devra, autant que possible, laisser la
malade dans l'ignorance de l'opération qu'elle va subir,
mais assurera néanmoins la fixité des cuisses par deux
aides placés de chaque côté du lit. La crainte de la douleur au moindre attouchement produit souvent, en effet,
l'adduction simultanée des cuisses de la malade, mouvement qui, opéré d'une façon brusque, ne serait point
sans danger. La largeur de l'incision doit être assez
considérable : 2 à 3 centimètres environ. Tous les auteurs, Velpeau, A. Guérin, sont d'accord à cet égard,
et nous-même nous approuvons pleinement cette pratique.

Le point où doit se faire l'incision a donné lieu à des
divergences entre les auteurs : il est des cas où la muqueuse amincie, menacée de perforation force le chirurgien à pratiquer en ce point l'ouverture de l'abcès.
L'intervention du chirurgien, quant au lieu d'élection de
l'incision, sera parfois guidée par l'existence d'un chancre, d'une blennorrhagie et le forcera à pratiquer l'ouverture sur la face externe et non sur la muqueuse. En
dehors de ces cas, l'incision de la poche purulente doit-
elle être pratiquée du côté de la face interne ou du côté

de la face externe de la grande lèvre ? Elle doit toujours, nous pouvons le dire tout de suite, être pratiquée dans le point le plus déclive possible.

M. le Dr A. Guérin considère l'intervention précipitée comme dangereuse et croit qu'on ouvre trop vite l'abcès. Velpeau, au contraire, conseille l'ouverture hâtive, sûr de diminuer au moins l'intensité du symptôme douleur. Ici l'opinion de Velpeau nous semble prévaloir, et du reste Guérin se range à cet avis dans les cas où la douleur est très intense. L'ouverture naturelle se faisant le plus souvent en dedans, sur la face interne de la grande lèvre, il semblerait naturel de porter de ce côté le bistouri ; mais là encore les avis sont partagés.

« En incisant en dedans, dit Guérin, on rencontre la partie la plus épaisse de l'aponévrose superficielle qui s'oppose à un recollement des tissus. L'ouverture de cette membrane fibreuse reste longtemps béante; son peu de tendance à se cicatriser donne souvent lieu à une fistule. » Velpeau, qui est du même avis, ajoute aux raisons précédentes « que l'ouverture en dehors est moins exposée que l'autre au contact des liquides blennorrhagiques ou autres. »

Dans les cas de blennorrhagie, de chancre, nous nous rangeons à l'avis des deux auteurs que nous venons de citer ; mais en dehors de ces cas et avec de Sinéty, nous pratiquons l'ouverture à la partie interne, nous n'avons eu jusqu'ici qu'à nous féliciter de cette manœuvre. Considérant que l'ouverture naturelle de l'abcès se fait souvent par le canal excréteur de la glande, A. Guérin donne le conseil de pratiquer l'incision du côté du canal excréteur et de la prolonger dans la profondeur des tissus selon la direction de ce conduit. L'abcès ouvert, il s'écoule une quantité de pus assez considérable, les parois se détergent et ne tardent pas à se recoller, si on a eu le soin de maintenir constamment dans l'ouverture une mèche de charpie, et de pratiquer des injections phéniquées au 100ᵉ, jusqu'à guérison complète.

« L'ouverture au bistouri, dit Gosselin, comme toutes celles qui avoisinent une cavité naturelle, a de la tendance à s'oblitérer rapidement, avant que le fond de l'abcès ait eu le temps de se combler. La membrane pyogénique continue à former du pus et si l'ouverture n'a fait que se rétrécir, il y a fistule; si elle s'est oblitérée, l'abcès se reproduit, s'ouvre de nouveau ; de là l'indication de maintenir béante l'ouverture jusqu'à ce que la cavité pyogénique ait disparu, ou mieux encore de placer un drain. » On opérera, pour ce faire, de la façon indiquée par M. Derignac dans notre observation I, et l'abcès sera deux ou trois fois par jour, à l'aide du drain, débarrassé de son pus par des injections phéniquées. Cette pratique, comme le fait observer le professeur Gosselin, ne pourra s'appliquer qu'aux abcès volumineux. Ceux, en effet, d'un petit volume permettraient difficilement les deux ouvertures nécessaires au passage du drain, et c'est pour eux que l'incision avec mèches devra surtout être réservée. L'ouverture spontanée peut, elle aussi, nécessiter l'intervention chirurgicale lorsque la poche se vide mal, il est alors d'absolue nécessité d'agrandir l'ouverture naturelle.

« Confondant, dit A. Guérin, l'abcès de la glande
vulvo-vaginale avec un abcès folliculaire, Robert inci-
sait l'orifice du canal excréteur, manœuvre que nous ne
saurions trop blâmer. » Nous adoptons complètement
cette opinion de A. Guérin.

« Il y a des femmes, dit Guérin, qui sont sujettes à
des abcès que l'on peut appeler à répétition à cause de
la facilité de leur reproduction sous l'influence de la
moindre cause. L'extirpation est dans ce cas le seul
moyen de mettre un terme à cette fréquente affection. »

Telle est aussi la manière de voir de Huguier. Nous
rappelant les écueils que peut présenter cette opération:
blessure des veines du vagin, de l'artère transverse,
nous hésiterions peut-être à recourir à un moyen qui
nous paraît offrir quelques dangers ou nous le réserve-
rions, tout au moins, pour ces cas extrêmes. Du reste,
l'excision de la glande vulvo-vaginale, décrite dans le
livre de A. Guérin, nous eût peut-être plus volontiers
séduit, si elle eût été accompagnée d'observations nous
montrant cette opération susceptible de donner quelque
succès.

Remarquant que dans sa marche à l'extérieur le pus
suit, dans bon nombre de cas, le canal excréteur, quelques auteurs se sont demandé si le cathétérisme du conduit ne pourrait pas hâter la guérison. Nous n'avons,
nous osons le dire, jamais vu nos maîtres user de ce
moyen qui nous semble, et surtout en l'état pathologique, peut-être un peu théorique, M. Bruneau l'a, sans
succès, essayé une fois (obs. II).

« Chez une jeune fille syphilitique, dit Boys de

Loury, il existait sur la grande lèvre des végétations qui persistaient en dépit de tout traitement. Examinant celles-ci avec attention, j'aperçus au centre un orifice qui laissait assez avant pénétrer le stylet. Je me décidai alors à exciser, en suivant la sonde, le canal puis les parois mêmes de la glande formant une poche où avait pénétré le cathéter. Le tout, conduit et poche glanduleuse, était rempli de végétations analogues à celles qui se trouvaient sur la grande lèvre. Des cautérisations, des pansements à la charpie au fond de la plaie amenèrent après cette ouverture une prompte guérison. »

Ce cas, soit dit en passant, devra tenir en éveil, chaque fois qu'on aura à traiter des végétations de la grande lèvre, et surtout si la malade dit avoir eu en ce point une grosseur qui, paraissant guérie, aurait en somme évolué vers cette sorte de terminaison chronique que nous venons d'indiquer, et alors nous ne saurions trop recommander la conduite tenue par l'auteur que nous venons de signaler.

Obs. I. (Communiquée par M. Dérignac, interne des hopitaux.) —Abcès de la glande vulvo-vaginale. Drainage. Marche rapide. Guérison.

Augustine L... entre à l'hôpital de Lourcine le 20 février 1879, service de M. le Dr Martineau. Bonne constitution, pas de maladie grave antérieure, bien réglée habituellement. A été soignée, il y a dix mois environ, pour un abcès de la glande vulvo-vaginale gauche et présente aujourd'hui un nouvel abcès situé du même côté. Les premiers accidents remontent à cinq jours.

A cette époque, elle se serait aperçue d'un léger écoulement vaginal; sentiment de cuisson, démangeaison aux parties génitales, gonflement notable de la grande lèvre gauche. Aujourd'hui la douleur est très vive, la marche absolument impossible. La malade ressent des douleurs s'irradiant vers le périnée et le rectum. Elle éprouve une assez vive douleur pendant la miction, et présente encore quelques phénomènes généraux : céphalalgie, inappétence, constipation, nausées, vomissements. A l'examen des parties génitales on voit que l'abcès a pris un volume considérable, équivalent à un très gros œuf de poule, il repousse les deux grandes lèvres entre lesquelles il fait saillie. La petite lèvre du côté de l'abcès est gonflée, rouge, œdématiée au point d'être quatre ou cinq fois plus grosse que celle du côté opposé. La face interne ou muqueuse de la grande lèvre malade est distendue, la fluctuation est nette. On rencontre dans l'aine, du côté gauche, des ganglions assez notablement augmentés de volume et douloureux à la pression. On pratique à la partie supérieure de la poche une petite incision, puis un trocart courbe introduit dans cette dernière est amené vers la partie inférieure de abcès.

Un drain est passé dans le trajet formé par cet instrument.

Traitement : Trois injections phéniquées au centième par jour, cataplasmes, bains.

Le 22 février. Les parties sont presque revenues à leur volume normal. On constate aisément aujourd'hui une rougeur assez considérable du vagin et du pus verdâtre dans les culs-de-sac. Le col de l'utérus porte une ulcération. Nous trouvons au toucher une tuméfaction douloureuse du ganglion post pubien de chaque côté.

Le 24. Le mieux continue.

Le 27. Le drain commence à être un peu moins libre dans la plaie ; il est retiré, et la malade sort sur sa demande, conservant encore de la maladie un noyau d'induration.

Obs. II. (Communiquée par M. Bruneau, interne des hopitaux.) — Abcès des deux glandes vulvo-vaginales et suppuration successive.

Catherine Bescou, 18 ans, entre le 18 février dans le service de M. le Dr Rendu. N'a été traitée jusqu'ici pour aucune affection des organes génitaux. Déflorée depuis six mois seulement, elle n'a eu que peu de rapports sexuels. Le coït s'est toujours, pour elle, accompagné d'assez vives

douleurs ; paraît avoir contracté, il y a trois semaines environ, une vaginite blennorrhagique ; cuissons en urinant, écoulement d'un pus jaune
verdâtre qui empesait le linge, douleurs vagues dans les aines gênant
un peu la marche. Son traitement a consisté en injections d'eau tiède,
elle a continué son travail malgré son pénible métier de domestique.
C'est lors de l'apparition du gonflement à la grande lèvre gauche qu'elle
se décida à entrer à l'hôpital.

Examen : A la simple vue on reconnaît que la grande lèvre du côté
gauche est un peu tuméfiée. Elle est rouge et chaude. En déprimant avec
l'index on sent très nettement une masse lobulée grosse comme une
noisette, douloureuse au toucher. A la pression, on fait sourdre à la
base des caroncules myrtiformes une goutte de liquide séro-purulent.
Nous essayons sans succès de pratiquer, avec un mince stylet, le cathétérisme du conduit excréteur de la glande ; la douleur nous empêche d'insister. Le spéculum démontre une rougeur assez vive du vagin dans
son tiers antérieur, le col est normal.

Traitement : bains d'amidon, injections émollientes, cataplasmes,
repos absolu. Sulfate de magnésie 30 gr.

Le 4 mars. La glande vulvo-vaginale gauche a beaucoup augmenté
de volume. La masse dure signalée plus haut est de la grosseur d'une
noix ; la fluctuation est nette. Cette masse fluctuante fait saillie entre les
petites lèvres. La surface est lisse, légèrement ecchymotique, les parois
de la poche sont très amincies. Ouverture au bistouri qui laisse écouler un pu bien lié, rougeâtre. Injections phéniquées.

Le 10. L'abcès est complètement guéri, il ne reste plus qu'une cica-
rice linéaire adhérant à un noyau induré. La glande vulvo-vaginale du
côté droit qui, au début, n'était le siège d'aucune altération sensible, a
augmenté de volume et se présente sous la forme d'une masse bosselée
et indurée, du volume d'une noisette, peu douloureuse au toucher.
Frissons, céphalalgie, inappétence.

Le 13. La tumeur du côté droit a augmenté considérablement de
volume ; elle se présente sous la forme d'une masse fluctuante, volume
d'une noix. Elle est ouverte largement au bistouri et laisse écouler un
pus sanguinolent. Injections phéniquées.

Le 18. Persistance à gauche du noyau induré gros comme un haricot ;
à droite, trajet fistuleux et masse indurée grosse comme l'extrémité du
pouce.

Le 25. Les noyaux indurés ont beaucoup diminué, on les reconnaît
encore facilement même par un toucher peu attentif. Exeat.

Obs. III. (Personnelle, recueillie dans le service de M. le Dr Martineau.) — Abcès de la glande vulvo-vaginale gauche. Phénomènes généraux. Syphilis.

Céline Bertrand, syphilitique depuis un an, a présenté, à la suite d'un chancre induré de la lèvre gauche, des accidents secondaires très nets : roséole, plaques muqueuses de l'isthme du gosier, plaques muqueuses de la vulve, chute des cheveux. A été traitée à la Charité ; dit avoir pris plus de 100 pilules de Sédillot, et est sortie en bon état (avril 1878). Cette malade aujourd'hui (13 mars 1879) présente de nouvelles manifestations syphilitiques. Les plaques muqueuses de la vulve ont reparu, et il existe avec elles un abcès de la glande vulvo-vaginale du côté gauche. Interrogée sur les causes de cet abcès, la malade l'attribue nettement à un abus de rapports sexuels.

La face interne de la grande lèvre gauche dans sa partie inférieure, immédiatement au-dessus de la fourchette, est le siège d'une tumeur grosse comme une mandarine qui obstrue l'orifice vaginal et repousse la grande lèvre du côté opposé. Cette tumeur est molle, fluctuante, la muqueuse en ce point présente une teinte violacée, livide, elle est lisse et tendue. La palpation détermine une douleur fort vive. La marche est pour ainsi dire impossible, la malade ne peut progresser qu'en écartant les jambes et soutenue par un aide. Le début de cet abcès remonte à huit jours environ. La malade a cessé depuis tout travail, elle éprouve vers le soir quelques frissons ; inappétence, dégoût pour les aliments, la langue est couverte d'un enduit blanchâtre, point de garde-robes depuis quatre jours. Le siège de la tumeur rendait impossible l'exploration du vagin, mais les taches que présente la chemise de la malade ne laissent pas le moindre doute sur l'existence d'une vaginite. Plaques muqueuses érosives légères sur la face externe des grandes lèvres, adénite inguinale double, poly-ganglionnaire, indolente; quelques plaques syphilitiques sur le voile du palais. Une large incision au bistouri laisse écouler une assez grande quantité de pus brun rougeâtre, fétide, épais.

Traitement : cataplasmes, injections phéniquées.

Le 14 mars. La poche laisse écouler encore un peu de pus, les phénomènes inflammatoires ont disparu en partie. Le spéculum montre aujourd'hui les parois vaginales rouges, surtout au niveau des culs-de-sac, ulcération sur la lèvre inférieure du col, catarrhe utérin. La malade ne paraît pas avoir d'uréthrite.

Le 25. L'ouverture s'est fermée à la partie supérieure, mais à la partie inférieure il reste un trajet fistuleux d'où s'écoule en petite quantité un pus séreux. Au niveau de l'abcès persiste une induration bosselée du volume de la pulpe du doigt.

Le 29. Le trajet fistuleux est complètement fermé, mais le noyau induré persiste. Exeat.

Obs. IV. (Communiquée par M. Bruneau, interne.) — Quatre abcès successifs de la glande vulvo-vaginale droite.

Alice-Amélie, 20 ans, couturière, entre pour la quatrième fois à Lourcine le 20 mars 1879. Déflorée depuis deux ans. Ne semble jamais avoir eu de syphilis, de blennorrhagie, de vaginite. La grande lèvre du côté de l'abcès a son volume normal à sa partie supérieure, elle est un peu gonflée à la partie inférieure. En pressant à ce niveau du côté de la face externe on sent un noyau dur, bosselé, gros comme une amande, et l'on fait sourdre par un orifice punctiforme, situé à la base du caroncule, du pus séreux. La pression en ce point est un peu douloureuse. Il est évident que c'est par cet orifice que le pus s'est fait jour au moment de l'ouverture spontanée de l'abcès. Absence totale de phénomènes généraux ; la malade a continué à vaquer à ses affaires ; elle n'a présenté ni fièvres ni céphalalgie, l'appétit s'est maintenu. La douleur locale a été seulement plus vive et s'est accompagnée d'un sentiment de tension la veille de l'ouverture de l'abcès. Celui-ci s'est ouvert tout d'un coup et a laissé écouler une quantité de pus rougeâtre que la malade évalue à une cuillerée. L'examen du vagin montre que ses parois sont rouges et baignées par un pus jaunâtre assez abondant. En pressant avec le doigt d'arrière en avant, on fait sourdre, au niveau du méat, une goutte de pus. Le col de l'utérus est sain. Les ganglions du pli de l'aine du côté de l'abcès sont plus volumineux que ceux du côté opposé, ils sont de plus douloureux à la pression. État général excellent, n'a jamais eu d'enfants. La glande vulvo-vaginale droite chez cette malade a été le siège de quatre abcès successifs. Le premier date d'un an. L'inflammation aurait eu une marche rapide et aurait abouti en huit jours à la suppuration, la tumeur ayant été largement ouverte au bistouri. Trois mois après nouvel abcès sur la même glande et survenu cette fois sans cause apparente. La malade était à l'hôpital depuis trois sema ines, à ce moment, où elle se faisait traiter pour des végétations ano-vulvaires.

Le troisième abcès est survenu quatre mois après le précédent (septembre 1878) à la suite d'une excitation sexuelle un peu exagérée.

Aujourd'hui 20 mars 1879 la malade rentre à l'hôpital encore une fois pour un abcès de la glande vulvo-vaginale droite. La grande lèvre droite est tuméfiée à sa partie inférieure au point d'avoir un volume supérieur à celui d'un œuf de poule. L'abcès proémine en dedans de la vulve sous la forme d'une demi-sphère surajoutée à la surface interne de la grande lèvre. La muqueuse est très tendue et violacée, la fluctuation est nette. Douleurs vives pendant la marche, s'avance les jambes écartées et les déjette en dehors. La position assise est également insoutenable. Insomnie complète, élancements très vifs pendant la nuit, frissons, fièvre, inappétence. Large ouverture au bistouri, par laquelle il s'écoule un pus rougeâtre et fétide, cataplasmes, bains, injections phéniquées, mèche.

Le 23. Les parties sont presque revenues à leur volume normal. La poche de l'abcès laisse s'écouler un pus séreux.

Le 30. La plaie est fermée mais il [persiste un noyau induré gros comme l'extrémité du pouce.

Exeat.

Obs. V. — (Communiquée par M. Bruneau.) — Abcès des deux glandes vulvo-vaginales, suppuration prolongée. Etat général mauvais, tuberculose.

Reicher (Hortense), âgée de 32 ans, fait remonter à deux mois le début de son affection. A ce moment sans cause appréciable est survenu un gonflement de la grande lèvre droite.

Au bout de huit jours, ouverture spontanée de l'abcès et fistule persistante. Apparition d'un second abcès sur la glande vulvo-vaginale gauche. Elle entre à l'hôpital le 3 avril.

L'état général est mauvais, amaigrissement, pâleur de la face, frissons répétés le soir, fièvre nocturne. Plusieurs hémoptysies depuis deux ans. Règles irrégulières et peu abondantes, a eu deux enfants, l'accouchement a été normal chaque fois. La partie inférieure de la grande lèvre droite est le siège d'une induration qui remonte sous la muqueuse jusqu'à l'entrée du vagin et qui descend un peu au-dessous de la grande lèvre. En pressant sur la tumeur on fait sortir du pus séreux par un orifice situé à la face interne de la grande lèvre.

La glande vulvo-vaginale gauche est indurée, a le volume d'une petite noisette. Il existe à son niveau une fistule d'où s'écoule du pus. Vagin et utérus sains. L'auscultation fait constater au sommet droit de la respiration soufflante et craquements secs, rien du côté opposé.

La tumeur de la grande lèvre droite est ouverte au bistouri, mèche, cataplasmes, injections phéniquées. Vin de quinquina, huile de foie de morue.

Le 5 avril. L'induration du côté droit a un peu diminué.

Le 11. L'état général s'est un peu amélioré.

Le 20. L'induration et les fistules persistent à la face interne des deux grandes lèvres; mais la douleur est presque nulle, la malade peut marcher. Le 24, même état.

Le 2 mai. Pas de progrès sensibles, induration et fistules persisent.

Le 10. Même état, la malade sort sur sa demande. Les pansements, mèches, injections, comme dans toutes nos observations du reste, avaient été continués jusqu'à la sortie.

Obs. VI. (Personnelle, recueillie dans le service de M. le Dr Tennesson.) — Abcès à répétition de la glande vulvo-vaginale gauche. Trois abcès sur la même glande.

Le 12 mai, Julie Coison, âgée de 17 ans, entre à l'hôpital de Lourcine pour un abcès de la glande vulvo-vaginale gauche. *Antécédents :* Les premiers rapports sexuels ont eu lieu à 16 ans. La malade peu après contracta la syphilis. A eu depuis six mois deux abcès de la même glande vulvo-vaginale. Ces deux abcès siégeaient à gauche et se sont ouverts spontanément sans intervention chirurgicale. L'interrogatoire de la malade permet de reconnaître comme causes de ces abcès, le traumatisme sexuel et une fréquence exagérée du coït. La partie inférieure de la grande lèvre gauche présente le volume d'un œuf de pigeon, la tumeur fait saillie en avant de l'ouverture du vagin ; en la pressant, on fait sourdre par un orifice étroit, situé à la base des caroncules un pus épais et crémeux. Les parois vaginales ont une coloration normale.

Le col est rouge et offre une ulcération granuleuse sur sa lèvre inférieure. Uréthrite catarrhale légère. Comme manifestations syphilitiques actuelles, la malade a quelques taches cuivrées sur le dos et des plaques syphilitiques du voile du palais.

Le 16. Ouverture large de l'abcès au bistouri. Il sort un pus épais, de consistance butyreuse, et quelques gouttes de sang. Mèche, bains, cataplasmes.

Le 19. Le gonflement a presque totalement disparu, il ne reste plus qu'un peu d'induration à la partie inférieure de la grande lèvre.

Le 29. La malade est complètement guérie.

L'examen le plus attentif ne découvre aucun vestige de l'abcès.

Obs. VII. (Personnelle, recueillie dans le service de M. le Dr Tennesson.) — Abcès de la glande vulvo-vaginale et vaginite légère.

Héloïse Sadran, âgée de 18 ans, entre à l'hôpital de Lourcine, salle Sainte-Clémence, le 5 juin 1879, pour un abcès de la glande vulvo-vaginale. Les premiers accidents remontent à huit jours, et auraient débuté par une douleur d'abord légère dans la grande lèvre gauche, et par un écoulement vaginal peu abondant et tachant en jaune pâle le linge de la malade. La malade continue à travailler, la grande lèvre augmente rapidement de volume, un abcès se forme et s'ouvre spontanément six jours après le début des accidents. Le lendemain elle entre à l'hôpital. Notons qu'elle n'est déflorée que depuis un an, qu'elle n'a pas eu d'enfants, et n'a des rapports sexuels suivis que depuis quelques mois. Les organes génitaux sont le siège des lésions suivantes :

La grande lèvre gauche est rouge, présente une tumeur de la grosseur d'une amande, il s'écoule à la pression du pus séreux, d'un orifice situé à la partie moyenne et interne de la grande lèvre. On trouve un noyau induré à la partie inférieure.

L'examen au spéculum permet de reconnaître une coloration rouge de la muqueuse vaginale. Rien dans les culs-de-sac.

Traitement: repos au lit, injections émollientes. Cataplasmes. Bains.

Le 10 juin. La partie inférieure de la grande lèvre a diminué de volume mais l'induration persiste. En pressant sur la glande on fait sortir une goutte de pus de l'orifice de la partie interne et moyenne. Agrandissement au bistouri de cet orifice.

Le 15. Même état. Continuation du traitement.

Le 25. L'induration a diminué, la vaginite est guérie.

Le 10 juillet. Le noyau induré a complètement disparu. La grande lèvre a repris son volume normal.

La malade sort sur sa demande.

Obs. VIII. (Personnelle, recueillie dans le service de M. le Dr Gouguenheim.) — Abcès de la glande vulvo-vaginale survenu à la suite de tentative de viol.

Maria G..., âgée de 12 ans, se présente à la consultation de l'hôpital de Lourcine le 30 octobre 1879. Il y a quatre jours cette enfant a subi des tentatives répétées de viol. Depuis ce jour elle éprouve des élancements dans les parties génitales, de la cuisson en urinant et présente un écoulement.

L'examen des parties génitales fait reconnaître que la grande lèvre gauche est un peu tuméfiée surtout à la partie inférieure. Elle est rouge et chaude. La vulve est le siège d'une inflammation violente; la muqueuse est d'un rouge-cerise; écoulement du pus par l'orifice vaginal. On distingue également une goutte de pus au niveau du méat urinaire. Sur la face interne de la grande lèvre, la muqueuse est saillante, comme bombée. La pulpe de l'index reconnaît en ce point la présence d'une tumeur grosse comme une petite noix nettement fluctuante à sa partie centrale, dure et bosselée à la périphérie.

L'examen de l'hymen montre que les tentatives de viol n'ont pas atteint leur but extrême. Cette membrane est rouge dans toute son étendue mais se présente sans déchirure et absolument intacte.

Les ganglions du pli de l'aine gauche sont durs et douloureux au toucher. On sent sous la peau les cordons lymphatiques engorgés. Traitement : Bains d'amidon, cataplasmes. Repos absolu.

Le 5 novembre. Le pus est collectionné, la tumeur repousse la lèvre droite en arrière.

Le 9. Ouverture de l'abcès. Nous n'avons pu suivre la malade, pressé que nous étions de remettre notre travail à l'appréciation de nos juges.

Obs. IX. (Communiquée par M. le Dr Demouy.

Madame B..., âgée de 18 ans, taille au-dessous de la moyenne, blonde, système lymphatique très développé, ayant souffert à plusieurs reprises de blépharite ciliaire, se présente le 20 mars dernier au dispensaire de M. le Dr Demouy.

Cette malade éprouve depuis huit jours des douleurs dans le bas-ventre et à la vulve ; cuisson en urinant, écoulement verdâtre abondant, indices certains d'une vaginite. De plus la marche est difficile et la position assise impossible à garder.

L'examen des organes génitaux permet de reconnaître la présence d'une tumeur siégeant au tiers inférieur de la face interne de la grande èvrega che.

Cette tumeur a le volume d'une noix et repousse du côté opposé la grande lèvre droite. La partie supérieure en est dure mais à la partie inférieure la fluctuation est très nette.

Traitement : Incision au bistouri, écoulement d'un pus rougeâtre mal lié ; cataplasmes sur la vulve et repos au lit.

Le 28 mars. La tumeur a presque entièrement disparu ; il reste la trace de l'incision par laquelle s'écoule un liquide séro-purulent ; de plus, la partie malade sous-jacente à la poche de l'abcès est nettement indurée.

L'examen du vagin permet de reconnaître que les parois en sont rouges et couvertes d'une sécrétion purulente abondante.

Le 30. Amélioration considérable, le gonflement est insignifiant, mais l'induration persiste.

La malade ne se présente plus à la consultation.

CONCLUSIONS

1° Les abcès de la glande vulvo-vaginale se déve-
loppent toujours à la période d'activité sexuelle;

2° Le plus souvent on les observe sur des nullipares,
7 fois seulement sur 103 cas de Huguier, les femmes
avaient eu des enfants, et encore n'est-il point permis
de se demander si des rapports sexuels trop fréquents
n'expliquent point ici l'apparition de la maladie, comme
on peut le voir dans le cas que signale Velpeau;

3° Les causes principales sont : la blennorrhagie, les
traumatismes, que ceux-ci résultent de rapports trop
fréquents, d'un défaut de proportion dans les organes
ou de la violence que nécessite une prise de force.

Le lymphatisme, la diathèse herpétique ont été invo-
qués et nous renvoyons, à ce sujet, à notre article étiologie;

4° Les symptômes généraux sont le plus souvent peu
accusés, ce ne sont quelquefois que ceux d'un embarras
gastrique;

5° Le plus souvent ou toujours la suppuration se manifeste;

6° La résolution sans suppuration n'a pas été observée. Les auteurs qui l'ont admise s'ils avaient suivi les
malades, auraient vu après quelque temps, les symptômes inflammatoires réapparaître, et cette fois aboutir
à la suppuration. Cette marche de l'abcès se rapproche

de celle à plusieurs étapes qu'accomplissent quelquefois les abcès péri-néphrétiques, la pelvi-péritonite ;

7° L'adénite inguinale du côté malade niée par Guérin a été, dans 3 cas, observée 2 fois par nous et 1 fois par M. Dérignac ;

8° Guérin semble rejeter la fétidité du pus lorsqu'il dit : « qu'elle n'existe que dans l'abcès stercoral. » Nous l'avons 2 fois constatée dans l'abcès de la glande vulvo-vaginale. Nous sommes d'accord avec de Sinéty ;

9° Rarement le pus est franchement phlegmoneux, il est presque toujours mêlé d'un peu de sang qui lui donne une couleur brunâtre ou rougeâtre ;

10° La durée de l'abcès est en moyenne de quinze à vingt jours ;

11° Très souvent on observe des récidives et aussi des rechutes ;

12° Quelquefois on observe une véritable bartholinite alternante analogue à l'orchite à bascule de Ricord ;

13° La terminaison par gangrène, citée commefré-quente par Velpeau, est considérée comme rare, au contraire par les divers auteurs. Il ne nous a pas été donné de l'observer une seule fois ;

14° L'abcès vidé laisse quelquefois un noyau induré qui prédispose aux récidives, aux rechutes et peut persister plusieurs mois ;

15° L'abcès vidé, il peut rester une plaie simulant à s'y méprendre, un chancre simple ;

16° Il faudra combattre cette affection.

a) Par les antiphlogistiques au début et dans le cours même de la maladie.

b) Ouvrir de bonne heure l'abcès.

c) L'ouvrir largement.

d) Dans le point le plus déclive.

e) A la face interne s'il n'y a ni chancre ni blennorrhagie, à la face externe dans le cas contraire.

f) Après l'ouverture, faire des injections phéniquées
et introduire une mèche dans la plaie pour la maintenir béante jusqu'à oblitération complète de la poche
purulente.

g) Pour ce faire, le drainage, lorsque l'abcès est
large, pourra avantageusement remplacer les moyens
précédents et devra être, comme dans l'incision, accompagné d'injections phéniquées. Ce moyen employé dans
l'observation I par M. Derignac a été suivi d'une
prompte guérison.

h) L'excision nous paraît dangereuse à cause de la
proximité des veines vaginales et n'a pas encore fait
ses preuves.

· *i*) Dans un cas analogue à celui de Boys de Loury cité
à notre article traitement, nous suivrions le mode de
faire indiqué par cet auteur.

j) Inutile d'ajouter que si l'abcès est consécutif à une
vulvite, à une uréthrite, à une blennorrhagie. on devra
traiter ces affections sous peine de voir l'abcès se repro-
duire promptement.

INDEX BIBLIOGRAPHIQUE

ROBERT (1840). — Observation prise à Lourcine en 1837, mémoire lu à l'Académie de médecine, 1840).

DENIS. — Lettre au rédacteur des Annales de la chirurgie, 1841.

VELPEAU. — Dictionnaire en 30 volumes, art. Vulve, phlegmon et abcès, t. XXX, p. 978.

— Clinique, in Gaz. des hop., 1856, n° 19.

GRIMAUX DE CAUX et SAINT-MARTIN ST-ANGE. — Physiologie de l'espèce, histoire de la génération, 1847.

BOYS DE LOURY. — Etude sur les abcès et kystes des grandes lèvres. (Revue médicale, 1840, t. IV, p. 342.

VIDAL DE CASSIS. — Pathologie externe, 1846, t. V, p. 561. (Des inflammations et abcès de la vulve.

HUNUIER (1846). — Mémoires de l'Académie de médecine, t. XV, page 527. (Maladies des appareils secréteurs des organes génitaux externes de la femme, 2ᵉ partie).

— Avril 1850. — Annales des sciences naturelles, t. XIII, p. 8.

BOLZE. — Zur path. der Bartholonischen Drusen in Prager Vietelzahr, page 3.

FAGUET. — Thèse, Des abcès des grandes lèvres et de la glande vulvo-vaginale, Paris, 1857, n° 168.

AUBENAS. — Thèse d'agrégation en chirurgie, Des tumeurs de la vulve, Strasbourg, 1860, p. 8.

BRETON. — Thèse. De la bartholinite ou inflammation de la glande vulvo-vaginale, Strasbourg, 1861, 2ᵉ série, n° 562.

A. GUÉRIN. — Maladies des organes génitaux externes de la femme, Paris, 1864, XVᵉ leçon.

MARESCHAL. — Thèse de Paris, Des abcès des glandes vulvo-vaginales, 1873, n° 5.

GOSSELIN. — Clinique chirurgicale de la Charité, Paris, 1873, t. II, 79ᵉ leçon, page 463.

RICHET. — Traité pratique d'anatomie medico-chirurgicale, Paris, 1873, 14° édition, p. 534.

COURTY. — Maladies de l'utérus (hypersécrétion et inflammation des glandes vulvo-vaginales), 1872, p. 1190.

DE SINÈTY. — Manuel pratique de gynécologie et des maladies des femmes (abcès des glandes vulvo-vaginales), Paris, 1879, p. 150.

Paris, A. PARENT, imprimeur de la Faculté de Médecine, rue M^r-le-Prince, 31.